Andreas Mehnert

Entspannung der Kopfbewegungsmuskeln

Wie eine einfache Übung helfen kann

Entspannung der Kopfbewegungsmuskeln

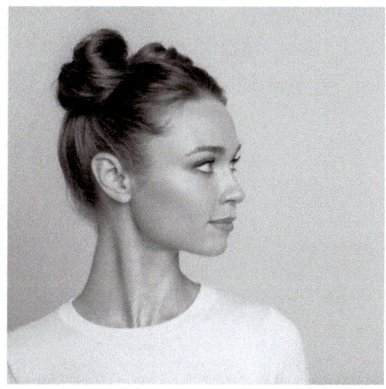

Wie eine einfache Übung helfen kann

von

Andreas Mehnert

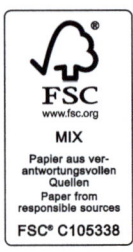

Bibliografische Information der Deutschen Nationalbibliothek:

Die Deutsche Nationalbibliothek verzeichnet diese Publikation in der Deutschen Nationalbibliografie; detaillierte bibliografische Daten sind im Internet über dnb.dnb.de abrufbar.

Quelle Titelfoto: iStock.com/Deagreez
Quelle Abb. Musculus sternocleidomastoideus: MedicalRF.com/Alamy

Abb. Körperebenen des Menschen:
Lizenz: CC BY-SA 3.0 (https://creativecommons.org/licenses/by-sa/3.0)
Urheber: YassineMrabet (Nutzung von Inkscape; bearbeitet von TomCatX; Reduktion auf Graustufen)
Quelle: https://commons.wikimedia.org/wiki/File:Human_anatomy_Koerperebenen.svg?uselang=de

Herstellung und Verlag: BoD – Books on Demand, Norderstedt

ISBN: 978-3-7562-3244-4

Inhalt

A. Vorbemerkungen

Kurzbeschreibung

Was haben überanstrengte Augen mit Nackenschmerzen zu tun? Warum gehen Verspannungen an Kopf und Körper nicht weg, trotz zahlreicher Versuche mit Muskeltraining, Massagen etc.? Welchen Einfluss haben plötzliche Geräusche oder sichtbare Ablenkungen, letztlich der gesamte Alltagsstress? Der Zusammenhang zwischen den Kopf-, Blick- und Körperbewegungen ist hier bedeutsam. Eine Schlüsselrolle kommt dabei dem führenden Muskel der Kopfbewegung zu – dem Musculus sternocleidomastoideus. Von dessen guter Funktionsfähigkeit hängen viele Bereiche des körperlichen Wohlbefindens ab. Die eigens entwickelte und zudem einfach auszuführende Entspannungsübung setzt genau hier an. Sie bietet Ihnen mit einer verbesserten Kopfausrichtung die Chance, entsprechende Verspannungen nachhaltig zu lösen.

Für den eiligen Leser (einschließlich Leserinnen)

In der Publikation werden zunächst die Zusammenhänge zwischen den Kopf-, Blick- und Körperbewegungen erörtert – mit einem besonderen Fokus auf dem Musculus sternocleidomastoideus. Hierauf folgt eine systematische Zusammenstellung entstehender Probleme und konventioneller Lösungsansätze. Es zeigt sich, dass eine passgenaue Entspannungsübung für den Musculus sternocleidomastoideus erforderlich ist. Für die gewünschte Entlastung sorgen kurze Ausrichtbewegungen des Kopfes zusammen mit einem geeigneten Gegendruck. Statt des Musculus sternocleidomastoideus kommen dabei dann vorrangig die kurzen Nackenmuskeln zum Einsatz.

Die entwickelte Entspannungsübung lässt sich auch ohne die in der Publikation enthaltenen Hintergrundinformationen ausführen. Sie können daher bei Interesse direkt mit der Übung beginnen. Schauen Sie dazu einfach in die eigenständige Übungsanleitung (Abschnitt G).

Vorläufer

In den Jahren 2020 und 2021 sind drei Auflagen der Publikation „Grundzüge der Blick-Kopf-Ausrichtung" erschienen. Die dortigen Darstellungen können als Vorläufer der jetzigen Publikation angesehen werden. Nunmehr liegt der Fokus jedoch stärker auf der Kopfbewegung bzw. -ausrichtung und dem Musculus sternocleidomastoideus. Die Entspannungsübung ist klar hierauf ausgerichtet. Sie ist dadurch deutlich einfacher und zugleich viel wirksamer.

Wichtiger Hinweis

Die vorliegende Publikation enthält Ergebnisse wissenschaftlicher Recherchen in Verbindung mit selbst gewonnenen Erfahrungen. Daraus werden Anregungen zum Ausprobieren einer Übung abgeleitet. Ein verbindliches Erfolgsversprechen kann allerdings nicht abgegeben werden. Zudem ersetzt die Übungsausführung nicht die erforderliche ärztliche oder therapeutische Behandlung bei gesundheitlichen Problemen.

B. Kopf- und Blickbewegungen

Kopfbewegung und -ausrichtung

Der Kopf kann auf **drei Bewegungsebenen** bewegt werden – auf der horizontalen Ebene durch eine Drehung nach links und rechts (Kopfschüttelbewegung), auf der vertikalen Ebene durch eine Neigung nach hinten und vorn (Nickbewegung) sowie auf der drehenden Bewegungsebene durch eine Neigung nach links und rechts (wiegende Kopfbewegung). Von vorn lassen sich Kopfbewegungen recht gut anhand der Nasenbewegung nachvollziehen.

Die Kopfbewegungen erfolgen in den Gelenken der **Halswirbelsäule**. Am beweglichsten sind dabei die obersten beiden Gelenke – die sogenannten Kopfgelenke. Diese liegen zwischen dem Schädel und dem ersten Halswirbel sowie zwischen dem ersten und zweiten Halswirbel (Atlas und Axis). Das obere Kopfgelenk (Articulatio atlantooccipitalis) dient vorwiegend der Nickbewegung, ermöglicht in deutlich engeren Grenzen aber auch eine wiegende Kopfbewegung. Das untere Kopfgelenk (Articulatio atlantoaxialis) dient der Kopfschüttelbewegung. Die Kopfgelenke übernehmen damit auf jeder Bewegungsebene einen mehr oder weniger großen Teil der Kopfbewegung (vgl. Hülse et al., S. 77 ff.).

An den Kopfbewegungen sind **verschiedene Kopfbewegungsmuskeln** beteiligt. Dazu zählen unter anderem der Musculus sternocleidomastoideus, der eng mit diesem zusammenarbeitende Musculus trapezius descendens, die Musculi scaleni und splenii sowie die tiefen kurzen Hals- bzw. Nackenmuskeln (die Musculi recti capitis und obliqui capitis). Die herausragende Bedeutung des Musculus sternocleidomastoideus besteht in seiner Rolle als Impulsgeber (Mobilisator) für die Bewegungen, während insbesondere die tiefer liegenden Muskelschichten eher der Stabilisierung dienen (vgl. Gautschi, S. 27 f., S. 196 ff.). Der Musculus sternocleidomastoideus ermöglicht Kopfbewegungen in alle Richtungen der drei Bewegungsebenen. Bei den tiefen kurzen Hals- bzw. Nackenmuskeln werden auch die vorderen Muskeln teilweise der Nackenmuskulatur zugeordnet. Daher werden diese Muskeln hier insgesamt vereinfachend als kurze Nackenmuskeln bezeichnet. Sie verbinden Schädel, Atlas und Axis und sind somit für die Bewegung und Stabilisierung unmittelbar an den Kopfgelenken verantwortlich.

Kopfbewegungen betreffen zunächst einmal das Verhältnis zwischen Kopf und Rumpf. Dieses Verhältnis wird rumpfseitig vor allem durch die Bewegung und Positionierung der Arme und Beine beeinflusst. Ursächlich hierfür sind unter anderem verrichtende Bewegungen (mit den Händen) und die Fortbewegung (mit den Beinen). Darüber hinaus wird das Kopf-Rumpf-Verhältnis stark durch diejenigen Funktionen beeinflusst, die mit dem Kopf in Verbindung stehen. Dazu zählen viele Funktionen der Sinneswahrnehmung – wie das Sehen, Hören, Riechen, Schmecken und der Gleichgewichtssinn. Der Kopf richtet sich hierauf aus und interagiert zugleich mit dem übrigen Körper. Insofern ist die gesamte Körperhaltung ein sich **wechselseitig beeinflussendes System** (vgl. Mühlebach, S. 35, 151). Der Kopf-Rumpf-Zusammenarbeit kommt dabei eine Schlüsselrolle zu. Und hierbei wiederum übernimmt der Musculus sternocleidomastoideus die Führungsfunktion, zumal er den gesamten Bereich der Halswirbelsäule zwischen Kopf und Rumpf überbrückt.

Eine gute **Ausrichtung** gilt – allgemein betrachtet – als ein wesentliches Merkmal einer guten körperlichen Funktionsfähigkeit. Der Körper und seine einzelnen Teile sind dann ausgerichtet, wenn eine natürliche und entspannte Position besteht (d. h. wenn der Körper hinsichtlich Länge und Weite gut im Raum ausgerichtet ist), und daran anknüpfend dann, wenn Bewegungen natürlich und entspannt ausgeführt werden können (vgl. Mühlebach, S. 24).

In einer **ausgerichteten Kopfposition** besteht die insgesamt geringste Anspannung der Kopfbewegungsmuskeln. Das bezieht sich auf das Verhältnis zwischen Kopf und Rumpf. Da jedoch die gesamte Körperhaltung ein sich wechselseitig beeinflussendes System ist, sollte die Kopfausrichtung auch in Bezug auf den gesamten übrigen Körper betrachtet werden (d. h. einschließlich der Arme und Beine). Dafür steht dann der Begriff der körperbezogenen Kopfausrichtung – wobei der Körper hier kontextbezogen das Gegenstück zum Kopf darstellt. Derartige Kopfausrichtungsprozesse vollziehen sich fortlaufend, da im Alltag ständig Körperbewegungen stattfinden. Sind Kopf und

Körper jeweils ausgerichtet, so kann das als eine gerade Ausrichtung charakterisiert werden – und zwar gerade in Bezug auf alle drei Bewegungsebenen. Die ausgerichtete Haltung von Kopf und Körper im Stehen ist zudem auch als lotrecht und unverdreht beschreibbar (vgl. Mühlebach, S. 115 ff.).

Blickbewegung und -ausrichtung

Die Bewegung und Ausrichtung des Kopfes wird stark vom Sehen und den damit einhergehenden Blickbewegungen beeinflusst. Eine **Blickbewegung** besteht aus einer Augenbewegung, bei der zugleich auch die vom Auge aufgenommenen Informationen zum Sehobjekt – dem Blickziel – Berücksichtigung finden (vgl. Joos et al.). Der Bezugspunkt für die Augenbewegung ist eine gerade Augenposition – die Primärstellung (vgl. Kaufmann/Steffen, S. 61). Die Augen bewegen sich demgemäß in Relation zur Primärstellung und damit zugleich auch in Relation zum Kopf.

Das Blickziel wird im Normalfall auf dem Netzhautbereich mit der höchsten Auflösung – der Foveola – abgebildet (vgl. Kaufmann/Steffen, S. 277). Aus diesem **Fixieren des Blickziels** ergibt sich eine direkte Verbindung zwischen der räumlichen Lage bzw. der Bewegung eines Blickziels und der Augenstellung bzw. -bewegung. Bei geschlossenen Augen kann eine solche Verbindung zumindest tendenziell existieren, sofern man sich ein Blickziel gedanklich vorstellt. Im Schlaf wird die Verbindung dann gelöst. Von Bedeutung sind hier insbesondere die sogenannten REM-Phasen (Rapid Eye Movements), in denen rasche unkontrollierte Augenbewegungen ablaufen (vgl. Kaufmann/Steffen, S. 90). Bei Drehbewegungen bezüglich des Blickziels gilt, dass diese nicht zwingend und in der Regel nicht vollständig durch Augenbewegungen nachvollzogen werden. Denn die Abbildung auf der Foveola bleibt bei einer Drehung weiterhin erhalten. Dennoch besteht auch hier das Bestreben, eine tendenziell gerade Abbildung zu erreichen (vgl. Kaufmann/Steffen, S. 86).

Für die **Bewegung des Auges** – genaugenommen des Augapfels – stehen sechs Muskeln zur Verfügung. Jeder der sechs äußeren Augenmuskeln ist für eine Bewegungsrichtung verantwortlich – davon je zwei für die Bewegungen auf der horizontalen, auf der vertikalen und auf der drehenden (torsionalen) Bewegungsebene (vgl. Klinke et al., S. 714). Drehende Augenbewegungen dienen der Betrachtung nicht waage-/senkrechter (d. h. schräger bzw. schiefer) Blickziele sowie zum Ausgleich der Kopfneigung. Aber auch bei kombinierten Horizontal- und Vertikalbewegungen erfolgen ergänzende Drehbewegungen (aus – vereinfachend ausgedrückt – augenmechanischen Gründen). Die Drehungen (Rollungen) unterstützen in dieser Weise auch den Erhalt des beidäugigen Sehens beim Nahsehen (Konvergenzblick), womit zugleich das räumliche Sehen gewährleistet werden kann (vgl. Kaufmann/Steffen, S. 65).

Die Ausrichtung des Blicks bezieht sich auf das Verhältnis zwischen der vom Blickziel determinierten Augenposition und dem Kopf. Ein **ausgerichteter Blick** liegt vor, wenn die Augenmuskeln geringstmöglich aktiviert werden. Das ist bei der Primärstellung der Augen (d. h. beim Geradeausblick) weitgehend der Fall. Vor diesem Hintergrund besteht ein natürliches Bestreben, nach Blickbewegungen wieder zurück zur Geradeausposition zu gelangen und so die eingesetzte Bewegungskraft zurückzuführen. Die ausgerichtete Blickposition beinhaltet neben der geraden Augenposition in horizontaler und vertikaler Hinsicht auch, dass keine Drehung der Augen mehr besteht.

Der Geradeausblick ist beim beidäugigen Sehen allerdings in der Regel nicht vollständig erreichbar. Die auseinanderliegenden Augen bedingen eine Blickabweichung nach innen (zur Mitte), woraus sich die Bezeichnung **Konvergenzblick** ableiten lässt. Nur bei einem weit entfernten Blickziel besteht eine fast parallele und dementsprechend gerade Blickführung. Die Blickabweichung nach innen geht mit einer Blickabweichung nach unten einher, wobei beide Abweichungen mit der Nähe zum Blickziel zunehmen. Die ergänzende vertikale Abweichung ist sinnvoll, weil sich nahe Blickziele tendenziell weiter unten befinden. Nach diesem Prinzip funktioniert im Übrigen auch eine Gleitsichtbrille.

Kopfbewegung zur Blickausrichtung

Eine von der ausgerichteten Blickposition wegführende Augenbewegung beinhaltet zugleich auch einen Reiz zur Augen- und damit zur Blickausrichtung. Denn es besteht stets das Bestreben, die unausgerichtete Position wieder zu verlassen. Der **Reiz zur Blickausrichtung** umfasst dabei zum einen das Bestreben zur Ausführung einer ausrichtenden Blickzielbewegung (d. h. zu einer Veränderung des Blickziels), zum anderen zur Ausführung einer ausrichtenden Kopfbewegung. Auf beiden Wegen lässt sich die ausgerichtete Position wieder erreichen.

Als Steuerungsgrundlage für die Blickausrichtung mittels einer Kopfbewegung fungiert die **Augen-Kopf-Zusammenarbeit**. Hierbei stellt der Bewegungsimpuls an den (äußeren) Augenmuskeln unmittelbar einen Reiz zur Kopfbewegung dar. Je nach kognitiver Bewertung wird daraufhin ein Impuls an den Kopfbewegungsmuskeln ausgelöst, bei denen der Musculus sternocleidomastoideus die Führungsfunktion innehat (vgl. Bortolin/Carniel). Ein wichtiges Bindeglied zwischen der Steuerung der Augenmuskeln und des Musculus sternocleidomastoideus ist das Nervenfaserbündel Fasciculus longitudinalis medialis (vgl. Gautschi, S. 206). Im Zuge der Augen-Kopf-Zusammenarbeit wird letztlich also der Bewegungsimpuls an den Augenmuskeln gegebenenfalls mit einem gleichgerichteten Kopfbewegungsimpuls verbunden (vgl. Klinke et al., S. 717). Im Ergebnis der ausrichtenden Kopfbewegung gelangen die Augen – bei Beibehaltung des Blickziels – wieder in die ausgerichtete Position.

Da bei der Blickausrichtung mittels Kopfbewegung der Kopf in die **Richtung des Blickziels** bewegt wird, passt hierfür der Begriff der blickzielbezogenen Kopfausrichtung. Entsprechende Ausrichtungsprozesse finden auf allen drei Bewegungsebenen statt (horizontal, vertikal, drehend). Das zeigt vor dem Hintergrund der allseitigen Kopfbewegungsmöglichkeiten mithilfe des Musculus sternocleidomastoideus noch einmal die besondere Logik der Zusammenarbeit zwischen den Augenmuskeln und gerade diesem Kopfbewegungsmuskel. Im Alltag werden Blickbewegungen regelmäßig mit Kopfbewegungen verbunden, weshalb Prozesse der blickzielbezogenen Kopfausrichtung im Prinzip fortwährend stattfinden (vgl. Kaufmann/Steffen, S. 69).

Die Ausrichtung des Kopfes zum Blickziel erfolgt tendenziell **mit der Nase,** d. h. die Nase zeigt grob in die Richtung des Blickziels. Kopfseitig passt das gut zur Repräsentanzfunktion der Nase für die Kopfbewegungen. Auch blickseitig ist das offenbar folgerichtig. Denn die Nase befindet sich bezüglich der Lage beider Augen mittig und unterhalb, weswegen die auf das Blickziel zeigende Nase dazu führt, dass der Blick je nach Entfernung etwas nach innen und unten gerichtet wird. Das wiederum entspricht dem Prinzip des Konvergenzblicks, mithin der weitestmöglichen Blickausrichtung unter den Bedingungen des beidäugigen Sehens.

Wie erwähnt finden im Alltag beständig körper- und blickzielbezogene Kopfausrichtungsprozesse statt. Dazu kommen noch die Ausrichtungsmöglichkeiten durch eine geeignete Wahl bzw. Positionierung des Blickziels sowie eine Veränderung der Körperhaltung bzw. -position. Unablässig ist unter Nutzung der verfügbaren Ausrichtungselemente auf die Blickziele der Umgebung zu reagieren. Das Gehirn hat entsprechend **komplexe Steuerungsanforderungen** zu bewältigen. Der Einsatz der Ausrichtungselemente erfolgt parallel zueinander und mit wechselseitiger Beeinflussung. Ist beispielsweise das Blickziel schräg vor dem Körper positioniert, dann besteht – sofern man weder das Blickziel noch die Körperposition ändert – entweder die Möglichkeit einer blickzielbezogenen oder einer körperbezogenen Kopfausrichtung. Beides zusammen lässt sich hingegen nicht vollständig realisieren. Häufig werden daher auch Mischformen mit einer jeweils teilweisen Ausrichtungsausführung praktiziert.

C. Musculus sternocleidomastoideus

Dem Musculus sternocleidomastoideus kommt eine **Schlüsselrolle** bei der Ausrichtung des gesamten sich wechselseitig beeinflussenden Körpers zu. Daher wird hier auf einige seiner anatomischen und physiologischen Spezifika eingegangen.

Für den Musculus sternocleidomastoideus existieren auch die Bezeichnungen „großer Kopfwender" und „Kopfnicker". Sein lateinischer Name altgriechischen Ursprungs leitet sich ab aus Muskel zwischen Brustbein, Schlüsselbein und Schädelbasis (vgl. Wikipedia). Der Muskel besteht aus **zwei Muskelköpfen** – dem Caput sternale und dem Caput claviculare. Der Ursprung des Caput sternale liegt am Brustbein (Sternum), während das Caput claviculare am Schlüsselbein entspringt (Clavicula; Schlüssel = kleidi). Der Ansatz des Muskels liegt überwiegend an der Außenseite des Processus mastoideus, einem

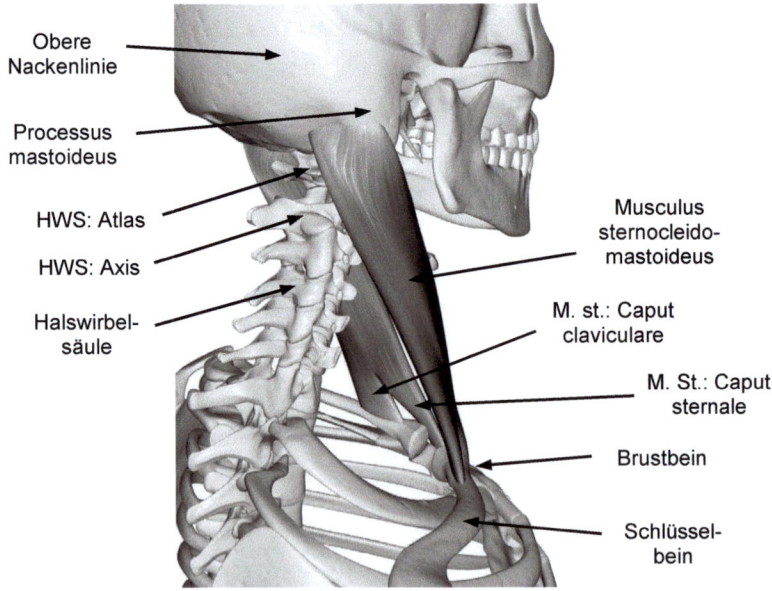

Abb.: Musculus sternocleidomastoideus

auch als Warzenfortsatz bezeichneten knöchernen Vorsprung des Schläfenbeins am Schädel. Das Caput claviculare setzt dabei mehr an der Spitze des Processus mastoideus an. Das Caput sternale liegt darüber und hat seinen Ansatz weiter oben und hinten am Processus mastoideus sowie zusätzlich noch weiter oben und hinten an der oberen Nackenlinie (Linea nuchae superior) des Hinterhauptbeins. Dieser Muskelkopf dreht sich somit von unten/innen kommend nach oben/hinten über den anderen Muskelkopf (vgl. Hochschild, S. 65).

Die **vielfältigen Kopfbewegungsmöglichkeiten** des Musculus sternocleidomastoideus in jede Richtung der drei körperlichen Bewegungsebenen ergeben sich aus dem differenzierten Einsatz der beiden Muskelköpfe auf beiden Kopf- bzw. Körperseiten (vgl. Gautschi, S. 206). Die horizontalen (transversalen) Kopfbewegungen nach links und rechts werden durch das Caput sternale der jeweils anderen Seite initiiert. Für die drehenden (frontalen) Bewegungen nach links und rechts zeichnet das Caput claviculare der gleichen Seite verantwortlich. Bei der vertikalen (sagittalen) Bewegung nach hinten kommen die Caput sternale beidseitig zum Einsatz, nach vorn die Caput claviculare ebenfalls beidseitig.

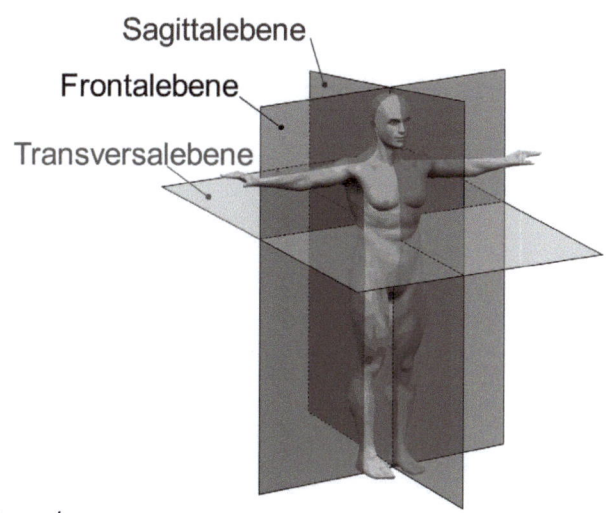

Abb.: Körperebenen

Die unterschiedlichen Bewegungswirkungen der Muskelköpfe resultieren aus ihrem unterschiedlichen Ursprung und Ansatz. Zudem gibt es ein differenziertes Zusammenspiel mit den anderen Kopfbewegungsmuskeln, wobei von diesen sowohl synergistische (zusammenwirkende) als auch antagonistische (entgegengesetzt wirkende) Aufgaben übernommen werden. Darüber hinaus spielt die richtungsspezifische Beweglichkeit der Halswirbelsäule (einschließlich der Kopfgelenke) eine Rolle. Der Kopf wird **anhand des Ansatzes** des Musculus sternocleidomastoideus in die jeweils intendierte Richtung bewegt. Der Processus mastoideus bewegt sich demgemäß auf der horizontalen (transversalen) Bewegungsebene am aktivierten Ansatzpunkt nach vorn sowie auf der anderen Seite nach hinten. Auf der drehenden (frontalen) Bewegungsebene bewegt er sich am aktivierten Ansatzpunkt nach unten sowie auf der anderen Seite nach oben. Bei den Kopfbewegungen nach hinten bzw. nach vorn auf der vertikalen (sagittalen) Bewegungsebene kommt es beidseitig zu einer drehenden Verschiebung des Processus mastoideus – entweder nach vorn oder nach hinten.

Aus dem aktiven Einsatz der verschiedenen Teile des Musculus sternocleidomastoideus für die einzelnen Bewegungen leiten sich zugleich auch diejenigen Muskelteile ab, die hierzu antagonistisch wirken. Als **Antagonist** agiert entweder der auf der anderen Kopf- bzw. Körperseite gelegene gleiche Kopf des Musculus sternocleidomastoideus oder es werden – bei Bewegungen mit beidseitigem Muskeleinsatz – die jeweils anderen Muskelköpfe für die Gegenbewegung genutzt.

D. Entstehende Probleme

Belastung der Ausrichtung

Im Alltag ist der Mensch eigentlich immer mehr oder weniger aktiv. Man sieht und hört, bewegt sich, tut etwas mit den Händen und dergleichen. Die fortwährende Aufgabe des Musculus sternocleidomastoideus besteht nun darin, federführend immer wieder die körperliche **Balance herzustellen**. Im Abgleich zwischen den gegebenen Ausrichtungserfordernissen und den vorhandenen Ausrichtungsmöglichkeiten kann hieraus allerdings eine verstärkte physische und psychische Anstrengung resultieren. Eher weniger belastend sind dabei Reize, die sich widerspruchsfrei durch eine ausrichtende Kopf- oder Blickbewegung auflösen lassen. Das ist aber vielfach nicht der Fall.

Eine Form der Ausrichtungsbelastung zeigt sich in kopf- oder blickbezogenen **Ablenkungen**, denen man sich nicht zuwenden kann oder will. Solche Ablenkungen treten beispielsweise dann auf, wenn man in einer eigentlich gut ausgerichteten Arbeitsposition durch von der Seite her einwirkende Geräusche oder von Seheinflüssen gestört wird (z. B. durch eine zugeschlagene Tür oder ein flackerndes Licht). Man nimmt diese Störungen wahr, behält aber seine bisherige Position bzw. Tätigkeit bei. Es besteht somit zwar ein Reiz zu einer Kopf- bzw. Blickbewegung, welchem allerdings gemäß der kognitiven Bewertung nicht nachgegeben wird. Der ablenkende Reiz stellt jedoch zweifelsohne eine Belastung dar. Die Ablenkungen können ganz unterschiedlicher Art sein. Neben Geräuschen und optischen (sichtbaren) Ablenkungen kommen unter anderem auch Gerüche und Schmerzempfindungen infrage.

Eine andere Belastungsform besteht in denjenigen Situationen, in denen keine gleichzeitige Kopf- und Blickausrichtung möglich ist. Das ist allgemein formuliert dann der Fall, wenn eine **unausgerichtete Position** des Blickziels in Bezug auf den Körper existiert. Diese Belastungsproblematik setzt unmittelbar an der Augen-Kopf-Zusammenarbeit an, denn hieraus resultiert der nicht erfüllbare Ausrichtungsreiz. Ursächlich dafür ist oft eine unergonomische Sitzposition oder Körperhaltung. Eine dementsprechend verdrehte Position kommt bei der Arbeit sowie im gesamten Alltag häufig vor, z. B. bei einem Lehrer im Spannungsfeld zwischen der Tafel (vorn) und der Klasse (hinten). Wegen der spezifischen Körperhaltung kann aber beispielsweise auch das Spielen eines Musikinstruments (z. B. einer Geige) diesbezüglich ausrichtungsproblematisch sein.

Ausrichtungsprobleme können darüber hinaus durch **physische Beeinträchtigungen** begünstigt werden. Das ist in all jenen Fällen möglich, in denen dadurch ein direkter oder indirekter Einfluss auf das Sehen bzw. die Augenbewegung oder auf die Kopfbewegung entsteht. Denkbare Beispiele für derartige physische Beeinträchtigungen sind unkorrigierte Sehfehler sowie die unterschiedliche Sehkraft beider Augen (was dann auch mit einer unnatürlichen Kopfhaltung einhergehen kann), zudem der körperseitig ablenkende (indirekte) Einfluss einer Hand- oder Fußverletzung. Besonders ungünstig wirken sich oft auch Schleudertraumata aus, welche häufig bei Verkehrsunfällen entstehen (vgl. Gautschi, S. 136). Des Weiteren denkbar sind direkte Einflüsse auf den Musculus sternocleidomastoideus, z. B. dessen Verspannung durch Zugluft.

Bei Ausrichtungsbelastungen besteht – als zentrales Charakteristikum – ein nicht auflösbares Spannungsfeld zwischen dem Beibehalten einer Ausrichtungsposition und dem Anstreben einer anderen Ausrichtungsposition. Daraus resultiert eine **erhöhte Ausrichtungsanstrengung**. Die erhöhte Anstrengung beansprucht zunächst die kognitive Ebene, wo eine mehr oder weniger bewusste bzw. eher unbewusste Entscheidung über die Form der Ausrichtung zu treffen ist. Häufig wird ergänzend eine erhöhte Ausrichtungskraft aufgebaut, wobei hier dann unterschiedliche (d. h. in verschiedene Richtungen gehende) Ausrichtungskräfte miteinander konkurrieren. Bezüglich des Kopfes wird dann insbesondere der Musculus sternocleidomastoideus aktiv, bezüglich des Blicks bzw. der Augen sind es die äußeren Augenmuskeln. Es kommt zu einer Anspannung der entsprechenden Muskeln, ohne dass sich diese Anspannung unmittelbar durch eine resultierende Bewegung auflöst.

Für die tatsächlichen Auswirkungen der Ausrichtungsbelastungen spielt die eigene Leistungsfähigkeit eine wichtige Rolle. Ein ausgeruhter Körper und

Geist kann viel besser mit den erhöhten Ausrichtungsanstrengungen umgehen – sowohl auf der kognitiven als auch auf der muskulären Ebene. Es sind daher **Ruhephasen notwendig,** um etwaige Überlastungen zu vermeiden. Speziell die Augen-Kopf-Zusammenarbeit wird allerdings erst im Schlaf vollständig aufgehoben. Letztlich kommt dem Schlaf ganz generell die wichtigste Entspannungsfunktion zu.

Problematisch wird es jedoch bei besonders **intensiven Belastungen.** Sind die Belastungen langanhaltend oder sehr stark, dann reicht die normale Regenerationsfähigkeit gegebenenfalls nicht mehr aus. Das gilt gerade auch in solchen Situationen, in denen die Regenerationsfähigkeit ohnehin beeinträchtigt ist, wie beispielsweise bei anderweitigem Stress oder einem Schlafdefizit. Die intensiven Belastungen können daher im Endeffekt zu einer grundlegenden Verspannung und einer beeinträchtigten Funktionsfähigkeit des Musculus sternocleidomastoideus führen.

Anhand der funktionellen Vielfalt des Musculus sternocleidomastoideus und seines ständigen Einsatzes lässt sich leicht nachvollziehen, dass dessen Beeinträchtigung **verschiedenste Störungen** im gesamten Alltag mit sich bringen kann. Hierzu zählen dann auch die Probleme aufgrund einer erhöhten Blickausrichtungskraft, welche ebenfalls im Zuge der Ausrichtungsbelastungen entstehen können. Die Zuordnung der dementsprechend erhöhten Anspannung an den Augenmuskeln zu den funktionellen Verspannungsproblemen des Musculus sternocleidomastoideus ergibt sich aufgrund der Augen-Kopf-Zusammenarbeit. Es ist hier daher nicht weiter beachtlich, inwiefern sich auch eigenständige Verspannungen an den Augenmuskeln herausbilden könnten.

Blick-Kopf-Zusammenhang

Wesentliche Probleme eines verspannten Musculus sternocleidomastoideus haben einen Bezug zu dessen Funktion bei der Augen-Kopf-Zusammenarbeit. Die Augen-Kopf-Zusammenarbeit stellt ein **verbindendes Element** für auftretende augen- bzw. blickseitige sowie kopf- und körperseitige Probleme dar. Verschiedentlich wird das in der Literatur auch entsprechend aufgegriffen. Einerseits erfolgt das teilweise sehr umfassend und eher grundsätzlich, indem visuelle Störungen mit einer Vielzahl von körperlichen Beschwerden in Zusammenhang gebracht werden (vgl. Friedrich). Andererseits wird auch recht konkret auf die Augen-Kopf-Zusammenarbeit Bezug genommen. So wird beispielsweise der Zusammenhang zwischen Nackenschmerzen (speziell aufgrund von Schleudertraumata) und Störungen der Blick- und Kopfbewegung dargestellt (vgl. Della Casa et al.) oder der zwischen Sehstörungen und Kopfschmerzen bzw. Haltungsstörungen (vgl. Bortolin/Carniel).

Eine klare Trennung zwischen Sehproblemen im Kontext einer beeinträchtigen Augen- bzw. Blickausrichtung und Problemen an Kopf und Körper im Kontext einer beeinträchtigten Kopfausrichtung ist wegen des komplexen Zusammenwirkens von Augen- und Kopfbewegungskräften vielfach nicht möglich. Das gilt insbesondere dann, wenn die Symptome aufgrund indirekter Wirkungsketten weiter **entfernt vom Problemursprung** liegen. So lässt sich beispielsweise die bekannte Stressbeschreibung „Ich weiß nicht, wo mir der Kopf steht!" durchaus auch auf übermäßige Belastungen im Kontext der Augen-Kopf-Zusammenarbeit zurückführen. Eine dahingehend aber eher blick- oder kopfseitige Verortung der Ursachen ist jedoch kaum möglich. Insofern verbinden sich die einzelnen Facetten des beeinträchtigten Musculus sternocleidomastoideus nicht selten zu komplexeren Problemen.

Aus einer Verspannung des Musculus sternocleidomastoideus abgeleitete Probleme lassen sich leider **nicht direkt beseitigen**, beispielsweise durch besondere Ausrichtungsaktivitäten für den Blick oder den Kopf. Daher nützen auch Versuche nichts, ein Sehobjekt besser (vom Gefühl her „richtig") anzusehen oder beim Sehen eine bessere (die „richtige") Kopfhaltung einzunehmen. Vielmehr würden damit zusätzliche Bewegungsimpulse erzeugt, welche – wiederum unter Beanspruchung der Augen-Kopf-Zusammenarbeit und des Musculus sternocleidomastoideus – das Ausrichtungsproblem verstetigen könnten. Dass solche substanziellen Störungen der Blick- und Kopfbewegung bzw. -ausrichtung tatsächlich auch auftreten, ist mittels definierter Tests zur Blick- und Kopfbewegung feststellbar (vgl. Della Casa et al.).

Komplexe Problemlagen, so aufgrund der Augen-Kopf-Zusammenarbeit, und die fehlende direkte Lösbarkeit der resultierenden Probleme führen nicht selten zu besonders **verfestigten Verspannungssituationen** rund um den Musculus sternocleidomastoideus. In der Folge kann es auch zu einer Steuerungsstörung bzw. zu muskelseitigen Fehlaktivierungen kommen. Die mangelnde Lösungsperspektive stellt zugleich eine weitere kognitive („nervliche") Belastung dar. Im Zusammenhang mit den generell sehr hohen Alltagsanforderungen kann hieraus leicht ein Gefühl der Überanstrengung und Überlastung entstehen. Letztlich ist sogar das Entstehen von psychischen Problemen nicht auszuschließen.

Beeinträchtigtes Sehen

Probleme der Augen- bzw. Blickausrichtung sind mit erhöhten Augenbewegungskräften verbunden. Eine erhöhte Anspannung der Augenmuskeln wird auch als **starrer Blick** wahrgenommen. Bewegung und Ausrichtung des Blicks sind dementsprechend anstrengend. Als Folge sind Unsicherheiten bei der Wahl des Blickziels möglich, was dann beispielsweise auch das flüssige Lesen erschweren kann. Es entsteht die Frage, wo man denn „richtig" hinsehen sollte. Zudem können Unsicherheiten bei der Verortung des Blickziels im Raum entstehen, der sogenannten egozentrischen Lokalisation. Diese Wahrnehmung ergibt sich anhand des Aktivierungsmusters der Augenmuskeln und drückt aus, inwiefern ein Blickziel gegenüber der eigenen Position als links oder rechts, als oben oder unten bzw. als nah oder fern befindlich eingestuft wird (vgl. Kaufmann/Steffen, S. 114 f.).

Besondere Schwierigkeiten entstehen beim **beidäugigen Sehen**, wenn die erhöhten Augenbewegungskräfte unterschiedlich stark sein sollten. Das Zusammenspiel der unterschiedlichen Augenbewegungskräfte und der damit im Zusammenhang stehenden Kopfbewegungskräfte kann zu besonders ungünstigen Mustern wirkender Kräfte führen. In der Folge ist ein gestörtes räumliches Sehen oder auch die Wahrnehmung von Doppelbildern möglich (Diplopie bzw. Konfusion). Zur Entlastung kann es dann bisweilen vorkommen, dass mit einem (dem dann dominierenden) Auge tendenziell auf die Nase geblickt wird. Mit dem Nasenblick wird der ausgelöste blickzielbezogene Kopfausrichtungsimpuls quasi funktionslos gemacht, weil durch das Ansehen des Kopfes selbst (an der Nase) die Kopfbewegung nicht mehr zu einer Blickbewegung führt.

Unsicherheiten und Anstrengungen beim Sehen führen zu **Vermeidungsstrategien** für Blickbewegungen sowie für das Sehen ganz generell. Eine diesbezügliche Möglichkeit besteht darin, die Umwelt verstärkt nur mit dem peripheren Sehen zu erfassen, statt zum Zwecke des zentralen (foveolaren) Sehens vielfältige Blickbewegungen auszuführen. Die Sehdinge werden dann nur grob und flüchtig betrachtet und eher unscharf wahrgenommen. Strategien zur Sehvermeidung zeigen sich auch derart, dass ein Auge oder beide Augen verstärkt zugekniffen werden oder dass man lieber hört und denkt, anstatt sich etwas anzusehen.

Sehprobleme können darüber hinaus zu **Verspannungen im Gesicht** führen – wenn nämlich das Öffnen bzw. Schließen der Lider besonders angestrengt erfolgt. Bereits erwähnt wurde das verstärkte Zukneifen als Sehvermeidungsstrategie. Ein übermäßiges Aufreißen der Augen ist bei erhöhten Seh- und Blickbewegungsanstrengungen ebenfalls möglich. Das erschwerte Sehen erfordert zudem eine intensivere kognitive Verarbeitung der Seheindrücke, welche während des Lidschlags (des Blinzelns) vonstattengeht (vgl. Meinold). Ein dementsprechend verstärkter Lidschlag kann die Gesichtsmuskulatur ebenfalls belasten.

Verspannungen an Kopf und Körper

Eine erhöhte Anspannung des Musculus sternocleidomastoideus geht mit einer erhöhten Kopfbewegungskraft einher. Infolge ihres Zusammenwirkens können weitere Kopfbewegungsmuskeln betroffen sein. Der Kopf selbst wird dann als starr und unbeweglich wahrgenommen. Die Verspannungen zeigen sich am unmittelbarsten in Form von **Nackenschmerzen**. Im Zuge der besonders engen Kopfbewegungszusammenarbeit des Musculus sternocleidomastoideus mit dem Musculus trapezius descendens sind Nackenschmerzen verstärkt auch bei diesem Muskel zu verorten (vgl. Gautschi, S. 198, 207).

Bei auftretenden Nackenschmerzen wurden Veränderungen des Muskeleinsatzes festgestellt. So weisen der Musculus sternocleidomastoideus und andere oberflächliche Muskeln eine erhöhte Anspannung auf. Demgegenüber werden die tiefen – primär stabilisierenden – Kopfbewegungsmuskeln (wie die kurzen Nackenmuskeln) zu wenig aktiviert. Zudem wurde eine verminderte Richtungsgenauigkeit in der Bewegungsausführung des Musculus sternocleidomastoideus beobachtet (vgl. Falla). Das lässt sich zusammenfassend so interpretieren, dass die Kopfausrichtung übermäßig und zugleich wenig zielgenau durch den Musculus sternocleidomastoideus erfolgt. Die Kopfbewegung und -ausrichtung ist daher nicht mehr effizient. Für den Kopf kann es zu einer **Fehlausrichtung** oder zumindest zu einer wahrgenommenen Fehlausrichtung kommen. Der ungünstige Einsatz der Kopfbewegungsmuskeln kann außerdem eine ungünstige Inanspruchnahme der Halswirbelsäule nach sich ziehen.

Eine Bewegungsbeeinträchtigung des Musculus sternocleidomastoideus führt darüber hinaus häufig zu Verspannungen und Schmerzen an **verschiedenen Stellen des Kopfes**. Die Wirkungskette dahin verläuft unter anderem über den Musculus occipitofrontalis. Betroffen sind vor allem der Hinterkopf, die Schädeldecke, die Bereiche hinter den Ohren, die Stirn, die Schläfen sowie Bereiche um die Augen bis hin zu den Wangen (vgl. Gautschi, S. 206). Verspannungen im Gesicht können demzufolge sowohl augen- bzw. blickseitig als auch kopfseitig bedingt sein.

Ein verspannter Musculus sternocleidomastoideus zeitigt zudem erhebliche Auswirkungen am **gesamten Körper**. Das liegt in dessen Führungsfunktion bei der Kopf-Rumpf-Zusammenarbeit begründet. Über die dementsprechend beeinflusste Kopfhaltung kann es zu Auswirkungen auf die Kiefergelenke bzw. die Kaumuskulatur kommen, was sich dann auch in einer Kraniomandibulären Dysfunktion (CMD) niederschlagen kann (vgl. Gautschi, S. 521). Körperseitig verlaufen die funktionellen Wirkungsketten über die Wirbelsäule und das Schulterblatt bzw. das Becken bis hin zu den Armen und Beinen. Das sich wechselseitig beeinflussende System führt zu unterstützenden bzw. zu kompensierenden Bewegungen an prinzipiell allen Gelenken. Verspannungen sind daher unter anderem am Rücken, an den Schultern und im Hüftbereich möglich sowie an den Armen und Beinen (bis zu den Fingern und Zehen).

Bei einer Bewegungsbeeinträchtigung des Musculus sternocleidomastoideus leitet sich aus dessen Aufgaben eine ganze Reihe weiterer möglicher **funktioneller Störungen** ab. Genannt werden Sehprobleme und der Tränenfluss, Schwindelgefühle, Gleichgewichts- und Koordinationsstörungen, einseitige Hörprobleme, Übelkeit und Kloßgefühle sowie auch Heiserkeit (vgl. Gautschi, S. 206). Aufgrund der zusätzlichen Funktion als Atemhilfsmuskel sind Einflüsse auf die Atmung denkbar. Zudem wurden Bezüge des verspannten Musculus sternocleidomastoideus zum Tinnitus beobachtet (vgl. Budiman). Die konstatierten Sehstörungen lassen sich im Übrigen auch als Verweis auf die beanspruchte Augen-Kopf-Zusammenarbeit interpretieren.

E. Konventionelle Lösungsansätze

Eine Verspannung bzw. Beeinträchtigung des Musculus sternocleidomastoideus zeigt sich in besonderer Weise in Störungen der Kopf- und Blickbewegung bzw. -ausrichtung. Neben Auswirkungen wie Nackenschmerzen oder Sehproblemen sind weitere abgeleitete Probleme möglich, welche letztlich das gesamte physische und psychische Wohlbefinden beeinträchtigen können. Vor diesem Hintergrund gibt es eine nahezu **unübersehbare Vielfalt** an Empfehlungen, Behandlungsmethoden und Übungen, die bei auftretenden Problemen im Zusammenhang mit dem Musculus sternocleidomastoideus nützlich sein könnten.

Hilfreich ist zweifelsohne eine **ergonomische Gestaltung** der Arbeitsumgebung. Dadurch lassen sich kopf- und blickbezogene Ausrichtungsbelastungen reduzieren. Im Mittelpunkt steht dabei zumeist die geeignete Positionierung des Computerbildschirms sowie die Sitz- bzw. Stehhaltung. Aus Belastungssicht spricht darüber hinaus auch einiges gegen das Etablieren von Großraumbüros, weil hier eine Vielzahl akustischer und optischer Ablenkungen unvermeidlich ist. Im Schulunterricht sollte – wie ganz generell – auf eine Ausrichtung hin zum Mittelpunkt des Geschehens geachtet werden. Sofern ein Lehrer aktiv Wissen vermittelt, ist aus Gründen der Blickergonomie auch überhaupt nichts gegen eine frontale Sitzanordnung einzuwenden.

Einzelne Entspannungstipps beziehen sich implizit auf die durch den Konvergenzblick entstehende Belastung, weil beim Nahsehen keine vollständige Augenausrichtung möglich ist. Bei längerem intensiven Nahsehen zeigen sich dann Probleme in Form von Nacken- und Kopfverspannungen sowie müden Augen. Insofern wird völlig zu Recht empfohlen, die konzentrierte Bildschirmarbeit von Zeit zu Zeit zu unterbrechen. Dabei sollte man dann das **Blickziel wechseln** und auch mal in die Ferne schauen.

Stress wird gemeinhin als ein begünstigender Faktor für Verspannungen angesehen. Bezüglich des Stresses aufgrund von Belastungen der Kopf- und Blickausrichtung sind Empfehlungen zur **allgemeinen Erholung** natürlich jederzeit sinnvoll. Ausflüge in die ruhige Natur oder entspannende Blicke von einem Berggipfel bzw. auf eine glitzernde Wasseroberfläche helfen, das übliche Niveau der umgebungsbedingten Ablenkungen deutlich zu reduzieren. Interessant im Hinblick auf die kopf- und blickbezogenen Belastungen ist zudem die Kombination aus entspannter Bewegung und entspanntem Sehen, wie sie beim Spazierengehen entsteht. Im Übrigen ist Sonnenschein auch dabei behilflich, ein Blickziel präzise zu fixieren.

Die Behandlungsstrategie für Verspannungen konzentriert sich häufig ausschließlich direkt auf die muskelseitigen Beweglichkeitsdefizite. Dahingehend werden Methoden eingesetzt wie Massagen und die Triggerpunkttherapie (zur mechanischen Muskelbeeinflussung), **Bewegungs- und Dehnübungen** (zur Muskelaktivierung und -deaktivierung) sowie das Muskeltraining (zur Kräftigung der Muskeln). Positive Effekte sind damit durchaus möglich, so aufgrund einer temporären Entspannung und Schmerzunterbrechung oder einer gegebenenfalls bewussteren bzw. besseren Bewegungsausführung. Teilweise wird auch unmittelbar am Musculus sternocleidomastoideus angesetzt (vgl. z. B. Gautschi, Lingen, Franklin).

Blickseitige Probleme, die im Zusammenhang mit der Augen-Kopf-Zusammenarbeit entstehen, werden oft nicht als solche erkannt. Denn zum einen zeigen sich rein augenphysiologisch kaum Auffälligkeiten. Zum anderen sind die Symptome häufig eher volatil und weniger gut lokalisierbar (im Gegensatz beispielsweise zu Nackenschmerzen). Nichtsdestotrotz werden diverse **Seh- bzw. Blickübungen** offeriert. Der Einfluss der Augen-Kopf-Zusammenarbeit wird dabei häufig zumindest insoweit berücksichtigt, als dass explizit auch auf die Kopf- bzw. Körperhaltung geachtet wird. Teilweise wird zudem speziell am Verhältnis zwischen Blickziel und Kopf angesetzt. Als einfache Übung sei hier beispielhaft das gedankliche Zeichnen einer liegenden bzw. stehenden Acht genannt, welches bei geschlossenen Augen erfolgt und mit der Nase ausgeführt wird (vgl. Corbett, S. 134).

Darüber hinaus gibt es eine ganze Reihe mehr oder weniger elaborierter **Entspannungstechniken**, die zur Verringerung von körperlicher und geistiger Anspannung beitragen sollen. Dabei wird vor allem in den Bereichen der Körperwahrnehmung, der Bewegung und des systematischen Denkens agiert. Mit Yoga und der progressiven Muskelentspannung seien hiermit beispielhaft zwei recht bekannte Methoden erwähnt.

Im Kontext solcher Entspannungstechniken ist auch die weniger verbreitete Methode der **Alexander-Technik** zu verorten. Bei den hier vorzunehmenden körperbezogenen Ausrichtungsübungen gelten zwei zentrale Prinzipien, welche sich durchaus auch als Umgang mit den Problemstellungen bezüglich des Musculus sternocleidomastoideus einordnen lassen. Zum einen erfolgt die systematische Berücksichtigung des Zusammenwirkens von Kopf und Körper. Zum anderen gilt das Prinzip des Innehaltens vor der Übungsausführung. Hiermit lässt sich unter Umständen der problematische Einfluss unkontrollierter Kopf- und Blickbewegungen auf die Übung einhegen. Im Übrigen werden bei der Beschreibung der Methode auch Zusammenhänge zwischen einem starren Blick und einem starren Kopf bzw. steifen Nacken benannt (vgl. Rohner, S. 18 ff., Mühlebach, S. 189 ff.). Es scheint darüber hinaus so zu sein, dass sich Erfolge der Alexander-Technik gerade auch in der Spannungsreduktion des Musculus sternocleidomastoideus zeigen (vgl. Schuth).

Die hier angesprochenen Vorgehensweisen (und natürlich noch viele weitere) sind bei Problemen mit dem Musculus sternocleidomastoideus und der Kopf- sowie Blickausrichtung mehr oder minder hilfreich. Sie setzen allerdings nicht zielgenau an den funktionellen Spezifika des Musculus sternocleidomastoideus an. Daher sind die Methoden **weniger effizient**. Bei einer starken Problemverfestigung führen sie womöglich überhaupt nicht zu der angestrebten Entspannung oder sie bleiben letztlich ohne nachhaltige Wirkung.

F. Konzept zur Problemlösung

Anlass

In einer ausgerichteten Körperposition bestehen normalerweise keine Bewegungsreize. Für die beabsichtigte Entlastung des Musculus sternocleidomastoideus bedeutet das, dass sowohl der Kopf und der Körper als auch der Blick weitgehend ausgerichtet sein sollten. Zudem sollte es keine ablenkenden Umgebungseinflüsse geben. Unter diesen Bedingungen kann der Musculus sternocleidomastoideus **zur Ruhe kommen**. Solche Ruhephasen schafft man sich vor allem – mehr oder weniger bewusst bzw. unbewusst – in der Freizeit und im Urlaub. Man legt sich an den Strand oder macht einen Spaziergang im Wald. Auch beim Fernsehen wird der Musculus sternocleidomastoideus nur wenig aktiviert. Insbesondere aber der Schlaf ist das ideale Entspannungsmittel für den Musculus sternocleidomastoideus.

Bei einer verfestigten Verspannung und Fehlaktivierung des Musculus sternocleidomastoideus reichen jedoch die üblichen Ruhephasen nicht mehr aus. Der Alltag lässt sich ohnehin nicht dauerhaft ausblenden. Damit untrennbar verbunden ist die nicht kontrollierbare vielfältige Inanspruchnahme des Musculus sternocleidomastoideus. Vor diesem Hintergrund wird ein **geeignetes Entspannungskonzept** benötigt. Hierfür kann zwar zunächst auf den Fundus der konventionellen Lösungsansätze zurückgegriffen werden. Um allerdings eine durchgreifende und nachhaltige Problemlösung zu erreichen, muss das Konzept konkret auf den Musculus sternocleidomastoideus zugeschnitten sein.

Erfolgsfaktoren

Eine passgenaue Entspannungsübung für den Musculus sternocleidomastoideus hat eine ganze Reihe erfolgskritischer Faktoren zu berücksichtigen. Ausgangspunkt ist die Erkenntnis, dass eine bloße Beruhigung des Muskels bei einer verfestigten Problemlage nicht ausreicht. Selbst die direkte Entspannung des Musculus sternocleidomastoideus, beispielsweise mittels Massagetechniken, führt häufig nicht zu einer nachhaltigen Verbesserung. Nichtsdestotrotz besteht eine wichtige Grundlage der Übung darin, durch eine ruhige und **ablenkungsfreie Umgebung** die unbeabsichtigte Aktivierung des Musculus sternocleidomastoideus auszuschließen. Zudem wird von einer möglichst gut ausgerichteten Kopf-, Körper- und Blickposition ausgegangen. Ausrichtungsbelastungen werden demgemäß weitestgehend vermieden.

Als zumindest mittelfristig eher kontraproduktiv erweist sich das gezielte Aktivieren des Musculus sternocleidomastoideus, so im Zuge von Bewegungs- oder Dehnübungen. Der bereits überlastete Muskel wird dadurch zusätzlich beansprucht. Diesbezüglich unmittelbar problematisch wäre ein Muskeltraining, da die Rolle des Musculus sternocleidomastoideus bei der Kopfbewegung dynamischer Natur ist (als Impulsgeber), weshalb eine fehlende Muskelkraft nicht das Problem darstellen sollte. Gegen größere Kopfbewegungen spricht des Weiteren, dass dann die Kopfbewegung und die damit verbundene Blickbewegung inhärent Reize zur Kopf- und Blickausrichtung erzeugen würden. Das gezielte Aktivieren des Musculus sternocleidomastoideus kann somit leicht weitere, nicht beabsichtigte Aktivierungen nach sich ziehen. Anzustreben ist daher eine bezüglich des Musculus sternocleidomastoideus möglichst **passive Bewegung**. Das gelingt, wenn die Bewegung nur kurz und wenig dynamisch, aber dennoch kräftig ist. Dann kommen verstärkt andere Kopfbewegungsmuskeln zum Einsatz, insbesondere die kurzen Nackenmuskeln.

Die gewünschte Bewegungsform lässt sich dadurch erreichen, indem man am Kopf einen **festen Gegendruck** ausübt. Die passende Stelle hierfür liegt am Processus mastoideus, dem hauptsächlichen Ansatzpunkt des Musculus sternocleidomastoideus am Schädel. An dessen zentralem Bereich kann den dynamischeren und größeren Bewegungen mittels des Musculus sternocleidomastoideus auf allen drei Bewegungsebenen effektiv entgegengewirkt werden. Der Druck lässt sich am besten mit den Daumen erzeugen, welche von oben und hinten aus angesetzt werden. Die Arme werden hierzu angehoben und nach links bzw. rechts angewinkelt, wodurch der Druck jeweils von der Seite her entsteht. Die übrigen Finger werden hinter dem Kopf ein Stück weit verschränkt, was eine wirkungsvollere Druckausübung ermöglicht. Allerdings dürfen diese Finger den Kopf nicht berühren, um die Bewegung nicht zu beeinflussen.

Die Übung erfolgt mit **geschlossenen Augen**. Damit soll vermieden werden, dass man sich ein konkretes Blickziel ansieht. Selbst dessen gedankliche Vorstellung kann sich als ungünstig erweisen. Denn das Ansehen bzw. die Vorstellung eines konkreten Blickziels führt über die Augen-Kopf-Zusammenarbeit zu einem Ausrichtungsreiz am Musculus sternocleidomastoideus in die Richtung des Blickziels. Dieser Einfluss würde die Entspannungsübung stören. Das gilt selbst dann, wenn es sich um ein exakt geradeaus gelegenes Blickziel handelte, weil der Blickausrichtungsreiz hier dann spätestens im Zuge der Kopfbewegung entstünde. Außerdem ist zu berücksichtigen, dass eine Verspannung des Musculus sternocleidomastoideus häufig mit Blickausrichtungsproblemen einhergeht. Das macht das Ansehen eines festen Blickziels umso problematischer.

Die Kopfbewegungen werden auf jeder Bewegungsebene ausgeführt. An die Bewegung in die eine Richtung einer Bewegungsebene schließt sich unmittelbar eine Bewegung in die andere Richtung derselben Bewegungsebene an. Diese Bewegung wird dann direkt wieder zur Ausgangsposition zurückgeführt. Entsprechend der Zahl der Bewegungsebenen finden drei solcher **Ausrichtbewegungen** statt. Zuerst erfolgt eine Kopfdrehung auf der horizontalen Bewegungsebene nach links, nach rechts und zurück, danach eine Kopfneigung auf der vertikalen Ebene nach hinten, nach vorn und zurück sowie schließlich eine Kopfneigung auf der drehenden Ebene nach links, nach rechts und zurück. Die Reihenfolge der Ausrichtbewegungen entspricht der am besten geeigneten Bewegungsabfolge an den Kopfgelenken.

Die Bewegungen in beide Richtungen jeder Bewegungsebene resultieren aus dem wechselseitigen Einsatz antagonistisch wirkender Kopfbewegungsmuskeln – hier insbesondere der kurzen Nackenmuskeln. Zugleich wird der Musculus sternocleidomastoideus passiv mitbewegt – ebenfalls wechselseitig.

Für die zur aktiven Kopfbewegung jeweils entgegengesetzt wirkenden (antagonistischen) Muskeln ergibt sich dabei ein Dehneffekt. Somit wird auch der passiv mitbewegte Musculus sternocleidomastoideus auf jeder Bewegungsebene **wechselseitig gedehnt**. Er wird dadurch entlastet und entspannt. Hierbei kommt das Prinzip der reziproken Hemmung zum Tragen, bei dem der Bewegungsimpuls des handelnden Muskels (des Agonisten) den entgegengesetzten Impuls des Antagonisten unterbindet (vgl. Albrecht/Meyer, S. 13).

Bei einer verfestigten Problemlage ist jedoch die dehnungsbedingte Entspannung des Musculus sternocleidomastoideus allein nicht ausreichend bzw. nicht nachhaltig. Daher erweist sich die gleichzeitige systematische Aktivierung der kurzen Nackenmuskeln als überaus wichtig. Denn im Gegensatz zum Musculus sternocleidomastoideus ist deren verstärkte Aktivierung offenbar wünschenswert (vgl. Falla). Die Übung bewirkt in diesem Sinne eine Ausrichtung des Kopfes, die nicht mit dem überlasteten und gegebenenfalls fehlgesteuerten Musculus sternocleidomastoideus ausgeführt wird, sondern hierzu gezielt die kurzen Nackenmuskeln einsetzt. Dadurch kann die **Ausrichtung verbessert** werden. Die Form der Ausrichtbewegung als kurze und gemäßigte, aber dennoch kräftige Hin- und Herbewegung kommt dabei dem insbesondere auch stabilisierenden Charakter der kurzen Nackenmuskeln unmittelbar entgegen. Deren bisherige geringere Aktivierung dürfte allerdings nicht durch eine von vornherein zu geringe Muskelkraft verursacht worden sein, sondern vielmehr durch den übermäßigen Einsatz des Musculus sternocleidomastoideus.

Die Entspannung des Musculus sternocleidomastoideus und die verbesserte Kopfausrichtung bewirken zugleich eine **Entlastung der Halswirbelsäule**. Das zeigt sich auch an den Kopfgelenken, an welchen die kurzen Nackenmuskeln unmittelbar wirksam sind. Mit den Ausrichtbewegungen wird auf der horizontalen Bewegungsebene zunächst primär am unteren Kopfgelenk angesetzt, auf der vertikalen und der drehenden Bewegungsebene dann vorrangig am oberen Kopfgelenk. Der verbesserte Einsatz der kurzen Nackenmuskeln ermöglicht dementsprechend eine bessere Beweglichkeit und Stabilisierung an beiden Kopfgelenken. Damit werden dann gegebenenfalls auch solche Probleme adressiert, für die eine beeinträchtigte Funktionsfähigkeit am Atlas (d. h. dem obersten Halswirbel) als ursächlich angesehen wird.

Aufgrund des sich wechselseitig beeinflussenden Körpers bestehen Verspannungen im Zusammenhang mit dem Musculus sternocleidomastoideus häufig auch an entfernteren Körperstellen. Damit die Entlastungseffekte der Übung leichter auf den gesamten Körper ausstrahlen können, wird die Übung vorzugsweise im Stehen ausgeführt. Dadurch ergibt sich eine gute Wechselwirkung mit dem Körper auch unterhalb des Beckens. Die Basis für eine **gute körperliche Ausrichtung** bietet dabei eine ausgerichtete Fußposition. Hierfür werden die Füße parallel aufgestellt. Der Abstand beträgt etwa 20 cm – bezogen einerseits auf die Mitte der zweiten Zehen und andererseits auf die Fersenmitte. Die Füße bieten so die passende Untersetzung für eine ausgerichtete Hüftposition (vgl. Mühlebach, S. 121 ff.). Die Kopf- und Körperhaltung soll trotz der angehobenen Arme weiterhin möglichst gerade sein (d. h. lotrecht und unverdreht). Dazu ist eine lockere Kleidung insbesondere am Oberkörper zweckmäßig.

Jede einzelne Übung unterstützt die Entspannung des Musculus sternocleidomastoideus und eine verbesserte Kopfausrichtung. Bei einer verfestigten Problemlage, einer Fehlfunktion bzw. Steuerungsstörung sowie komplexen abgeleiteten Problemen heißt das aber nicht, dass mit der einzelnen Übung die gesamte Problematik sofort und vollständig beseitigt wird. Es geht hier letztlich auch darum, eingefahrene Reaktionsmuster schrittweise aufzulösen. Zudem ist immer wieder mit den alltäglichen Ausrichtungsbelastungen umzugehen. Die Übung wird daher je **nach Bedarf wiederholt**. Von Vorteil ist hierbei, dass sie schnell und einfach auszuführen ist. Konkrete Vorgaben zur Übungshäufigkeit sind hingegen entbehrlich, da jede korrekt und ungestört ausgeführte Übung bereits für sich genommen von Nutzen ist. Es gilt allerdings zu beachten, dass nicht zu viele Übungen hintereinander bzw. in zu kurzen Abständen durchgeführt werden. Gewisse Erholungsphasen werden sowohl für die Muskeln als auch zur kognitiven Verarbeitung benötigt.

Ergebnis

Die eigens entwickelte Übung ermöglicht es, Verspannungen im Zusammenhang mit dem Musculus sternocleidomastoideus zu lösen und abzubauen. Sofern vorher einschlägige Probleme bestanden, zeigt der **Entspannungsprozess**, der durch die kurzen Nackenmuskeln unterstützt wird, positive Wirkungen bei der Kopfbewegung und -ausrichtung. Die verbesserte Kopfausrichtung führt dann auch zu einer verbesserten Ausrichtung für den Blick und den gesamten Körper. Dabei ist zugleich die Lösung von durch den Musculus sternocleidomastoideus bedingten funktionellen Störungen möglich. Hier kann an Sehprobleme und anderes gedacht werden. Im Endeffekt sind eine generell entspanntere Körperhaltung und eine größere Beweglichkeit erreichbar.

G. Entspannungsübung

Für Sie steht hier eine passgenaue Entspannungsübung für den Musculus sternocleidomastoideus bereit. Deren Kernstück sind kurze Kopfbewegungen, bei denen zugleich ein fester Gegendruck ausgeübt wird. Der Druck geschieht mit den Daumen am Processus mastoideus – der Stelle am Kopf, wo der Musculus sternocleidomastoideus seinen Ansatz hat. Die Kopfausrichtung erfolgt dadurch vorrangig mit den tiefen kurzen Hals- bzw. Nackenmuskeln, während der Musculus sternocleidomastoideus entlastet wird.

Die Übung kann nahezu überall und zu jeder Zeit durchgeführt werden. Voraussetzung ist lediglich eine ruhige Umgebung (sowie lockere Kleidung). Die Übung geht schnell und ist zudem sehr effektiv.

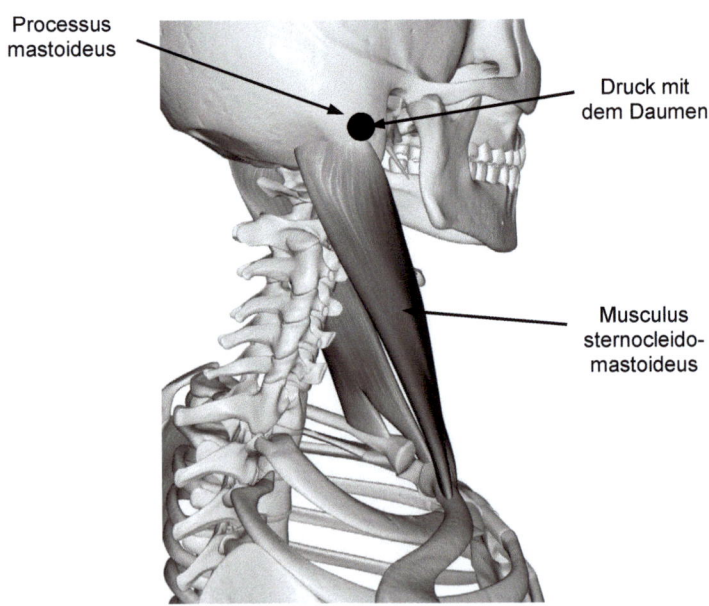

Processus mastoideus

Druck mit dem Daumen

Musculus sternocleidomastoideus

Abb.: Musculus sternocleidomastoideus

❶ Eine ruhige Umgebung gewährleisten

Die Übung darf nicht durch Ablenkungen beeinflusst werden. Obwohl die Augen für die Übung geschlossen werden, sollte es dennoch keine ansonsten sichtbare Unruhe in der Umgebung geben. Denn allein die Vorstellung solcher Bewegungen kann zu einer Blickablenkung führen. Zudem sind veränderliche Lichtreize auszuschließen. Darüber hinaus können Geräusche sehr leicht ablenken und sind daher unbedingt zu vermeiden. Im Endeffekt geht es um die Vermeidung von Ablenkungen jeglicher Art. Im Übrigen darf es auch keine Bewegungseinflüsse (d. h. Erschütterungen) auf den Körper geben, wie sie beispielsweise beim Fahren in einem Fahrzeug entstehen.

Wählen Sie daher für die Übung eine ruhige Umgebung (z. B. einen geschlossenen Raum). Zumindest kurzzeitig lässt sich selbst in vielen Alltagssituationen ein geeigneter ruhiger Platz finden. Wegen des erforderlichen Anhebens der Arme ist außerdem eine lockere Kleidung am Oberkörper nötig.

❷ Die richtige Daumenposition finden

Während der Übung soll mit den Daumen ein Gegendruck am Processus mastoideus ausgeübt werden. Beim Processus mastoideus (dem sogenannten Warzenfortsatz) handelt es sich um einen knöchernen Vorsprung am Schädel, der nach unten und vorn zeigt. Er befindet sich hinter den Ohren und lässt sich relativ leicht ertasten. Führen Sie dazu den Zeigefinger hinter das Ohr. Sie erkennen den Processus mastoideus als rundliche knöcherne Wölbung.

Beim Ausführen der Übung nutzen Sie die Daumen beider Hände. Platzieren Sie die Daumen jeweils auf der stärksten Hervorhebung des Processus mastoideus, d. h. etwa auf seiner Mitte. Der Ansatz erfolgt von oben und hinten aus. Hierfür werden die Arme angehoben und zur Seite angewinkelt. Die übrigen Finger beider Hände werden mit etwas Abstand hinter dem Kopf gehalten und ein Stück weit verschränkt. Sie liegen dabei nahezu parallel ineinander. Mit der gewählten Handhaltung kann der passende seitliche Gegendruck am Processus mastoideus ausgeübt werden.

❸ Kurze Kopfbewegungen ausführen

Stellen Sie sich für die Übung gerade hin. Die Füße stehen dabei ungefähr parallel und etwa einen Fuß breit auseinander. Die Augen werden geschlossen. Positionieren Sie nun – so wie unter [2] beschrieben – die Daumen beidseitig auf dem Processus mastoideus. Trotz der Handhaltung darf der Kopf nicht nach vorn gebeugt werden. Achten Sie daher unbedingt auf eine gerade Kopfhaltung. Zudem muss der Abstand zwischen den übrigen Fingern und dem Kopf ausreichend sein, damit sich der Kopf frei bewegen lässt. Drücken Sie dann die Daumen von beiden Seiten fest gegen den Processus mastoideus. Damit haben Sie die richtige Ausgangsposition eingenommen.

Führen Sie nun mit dem Kopf eine Ausrichtbewegung auf jeder Bewegungsebene aus. Eine Ausrichtbewegung besteht immer aus einer kombinierten (d. h. ohne Pause aufeinanderfolgenden) Hin-, Her- und Rückbewegung. Die Bewegungen erfolgen nur kurz, sind aber an den Daumen spürbar, und sie erfolgen gemäßigt, nicht ruckhaft. Die kurze und gemäßigte, aber dennoch kräftige Bewegung gelingt dadurch, weil Sie gleichzeitig mit den Daumen einen möglichst festen Gegendruck auf beiden Kopfseiten ausüben.

Die Bewegungen werden in folgende Richtungen ausgeführt:
  (1)   auf der horizontalen Bewegungsebene
        Drehung des Kopfes nach links, nach rechts und zurück,
  (2)   auf der vertikalen Bewegungsebene
        Neigung des Kopfes nach hinten, nach vorn und zurück,
  (3)   auf der drehenden Bewegungsebene
        Neigung des Kopfes nach links, nach rechts und zurück.

Mit den drei kurzen Ausrichtbewegungen haben Sie die Übung bereits vollständig absolviert.

Abb.:
Auszuführende
Kopfbewegungen

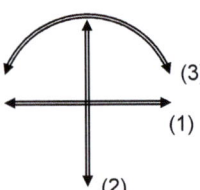

❹ Wiederholung nach Bedarf

Die Übung kann bei Bedarf auch wiederholt werden. Nehmen Sie aber nicht zu viele Wiederholungen unmittelbar hintereinander vor. Die Konzentrationsfähigkeit reicht dafür nicht aus, weshalb die Gefahr unpräziser Übungen entsteht. Gewisse Ruhephasen werden zudem für die Muskeln und zur kognitiven (gedanklichen) Verarbeitung benötigt. Weitere Aussagen zur Übungshäufigkeit im Laufe eines Tages oder pro Woche sind nicht erforderlich. Das können Sie ganz nach Ihren Bedürfnissen und Möglichkeiten einrichten.

Im Erfolgsfall führen die Übungen zu einer Entspannung des Musculus sternocleidomastoideus. Dessen Entlastung ermöglicht eine verbesserte Beweglichkeit und entspanntere Ausrichtung des Kopfes, zudem der Augen sowie am gesamten Körper. Zusätzlich zu der hier vorgestellten Übung können Sie natürlich noch weitere entspannungsfördernde Übungen und Tipps ein- bzw. umsetzen.

Das wär's eigentlich schon. Gutes Gelingen!

H. Literatur

Albrecht, Karin; Meyer, Stephan: Stretching und Beweglichkeit. Das neue Expertenhandbuch; 2005.

Bortolin, Giuseppe; Carniel, Roberto: Störungen des Sehorgans verursachen Kopfschmerzen und Haltungsfehler; https://ifpb-ev.org/stoerungen-des-sehorgans-verursachen-kopfschmerzen-und-haltungsfehler-prof-dr-bortolin -und-dr-carniel-italien; abgerufen am 24.07.2022.

Budiman, David: Triggerpunktakupunktur bei Tinnitus; Tinnitus-Forum, Nr. 3, 2018; S. 43-53.

Corbett, Margaret: Besser sehen. Selbsthilfe gegen Sehfehler nach der berühmten Bates-Methode; 5. Auflage, 1992.

Della Casa, Eveline; Affolter Helbling, Jutta; Meichtry, André; Luomajoki, Hannu; Kool, Jan: Head-Eye movement control tests in patients with chronic neck pain. Inter-observer reliability and discriminative validity; BMC Musculoskeletal Disorders, 15:16, 2014.

Falla, Deborah: Schlüsselprinzipien für das Training von Patienten mit Nackenschmerzen; Manuelle Therapie, Nr. 1, 2013; S. 7-13.

Franklin, Eric: Wie man den Kopf und den Nacken dynamisch ausrichtet. Franklin-Methode; https://www.youtube.com/watch?v=kTLwWayrBj4; abgerufen am 24.07.2022.

Friedrich, Michaela: Interdisziplinäre Optometrie. Visuelle Störungen im Zusammenhang mit Störungen in anderen Teilsystemen und im Gesamtsystem Mensch; 2. Auflage, 2019.

Gautschi, Roland: Manuelle Triggerpunkt-Therapie. Myofasziale Schmerzen und Funktionsstörungen erkennen, verstehen und behandeln; 2. Auflage, 2013.

Hochschild, Jutta: Strukturen und Funktionen begreifen – Funktionelle Anatomie. Band 1: Wirbelsäule und obere Extremität; 5. Auflage, 2019.

Hülse, Manfred; Neuhuber, Winfried; Wolff, Hanns-Dieter (Hrsg.): Die obere Halswirbelsäule. Pathophysiologie und Klinik; 2005.

Joos, Markus; Rötting, Matthias; Velichkovsky, Boris M.: Bewegungen des menschlichen Auges: Fakten, Methoden und innovative Anwendungen; in: Rickheit, Gert et al. (Hrsg.): Psycholinguistik. Ein internationales Handbuch; 2003.

Kaufmann, Herbert; Steffen, Heimo (Hrsg.): Strabismus; 4. Auflage, 2012.

Klinke, Rainer; Pape, Hans-Christian; Kurtz, Armin; Silbernagl, Stefan (Hrsg.): Physiologie; 6. Auflage, 2010.

Lingen, Jan: Muskel- und Gelenkschmerzen; https://www.muskel-und-gelenkschmerzen.de; abgerufen am 24.07.2022.

Meinold, Petra Elisabeth: Psychologie des Lidschlags – eine literatur- und methodenkritische Studie; Dissertation an der Universität Köln, 2005.

Mühlebach, Adrian: Vom Autopiloten zur Selbststeuerung. Alexander-Technik in Theorie und Praxis; 2011.

Rohner, Meinrad: Alexander-Technik. Eine Einführung; 2. Auflage, 2005.

Schuth, Mareike: Randomisierte, kontrollierte Studie zur Wirkung der F. M. Alexandertechnik bei chronischen Nackenschmerzen – eine Pilotstudie; Dissertation an der Universität Duisburg-Essen, 2011.

Wikipedia: Musculus sternocleidomastoideus; https://de.wikipedia.org/w/index.php?title=Musculus_sternocleidomastoideus&oldid=193994473; abgerufen am 24.07.2022.